AF395276

OBSERVATIONS

LE TRAITEMENT DU CHOLÉRA

PAR L'EMPLOI DU VIN DE COLOMBO COMPOSÉ.

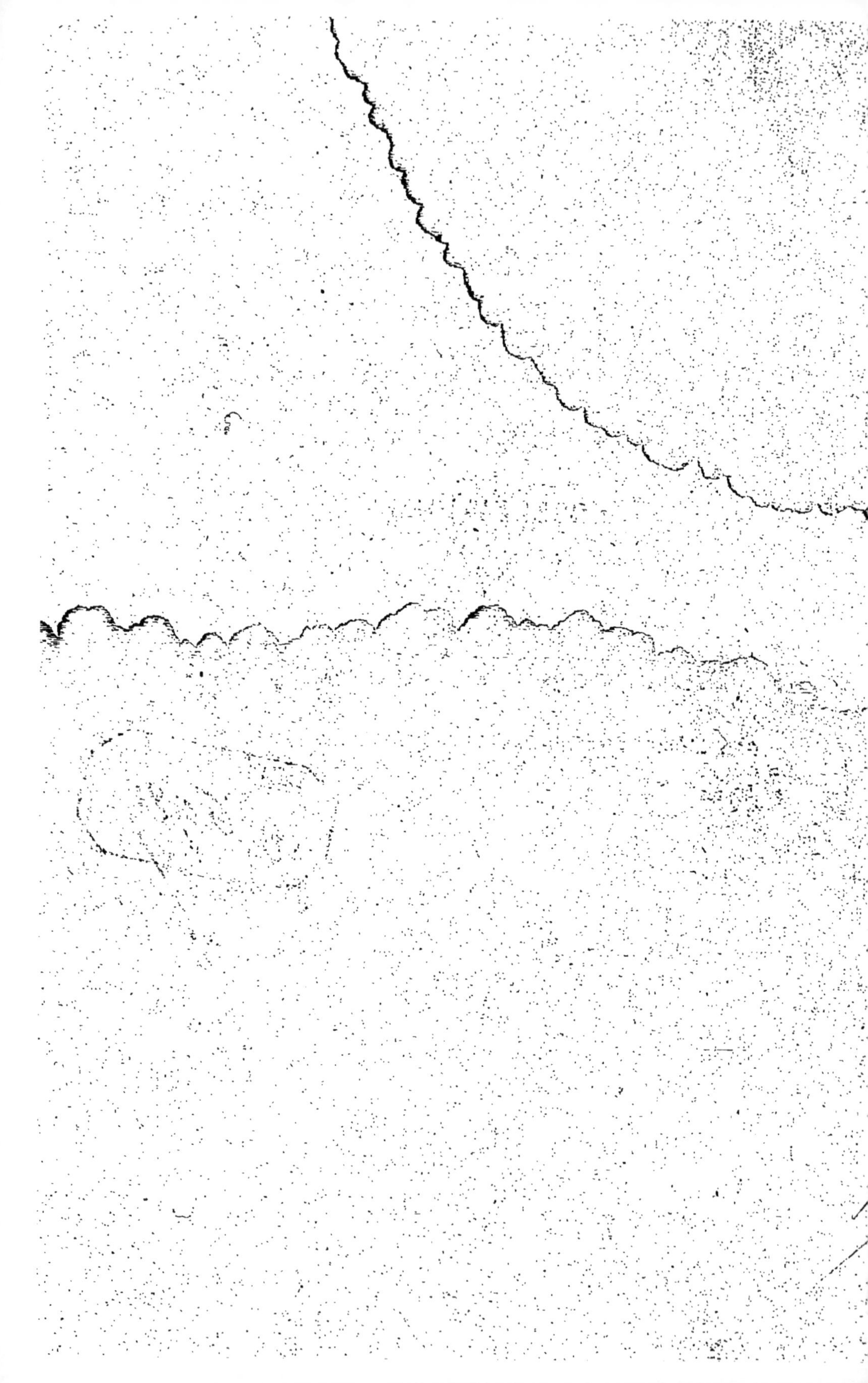

OBSERVATIONS

LUES A LA SOCIÉTÉ DE MÉDECINE PRATIQUE

SUR

LE TRAITEMENT DU CHOLÉRA

PAR L'EMPLOI DU VIN DE COLOMBO COMPOSÉ,

DU

DOCTEUR C.-A. CARON,

Médecin des prisons de la Seine, du bureau de bienfaisance du 4e arrondissement,
du sixième dispensaire de la Société philanthropique,
membre de la Société de médecine pratique et de plusieurs sociétés médicales de Paris;

ET DE

S. LETELLIER, PHARMACIEN.

EXTRAIT DE LA GAZETTE DES HOPITAUX.

PARIS

TYPOGRAPHIE PLON FRÈRES

RUE GARANCIÈRE, 8.

1854

OBSERVATIONS

SUR

LE TRAITEMENT DU CHOLÉRA

PAR L'EMPLOI DU VIN DE COLOMBO COMPOSÉ.

Déjà dans plusieurs circonstances j'ai eu occasion de parler des propriétés thérapeutiques de l'acide hydrochlorique et des expérimentations auxquelles je me suis livré dans le traitement de plusieurs maladies (*Gazette des Hôpitaux*, 7 juin 1851, et *Revue médico-chirurgicale*, 1850 et 1851). Mes premières tentatives ont été couronnées de quelques succès, et tout naturellement je me suis trouvé porté, depuis les quelques mois que règne en France la nouvelle épidémie de choléra, à continuer mes recherches sur ce sujet, recherches dont je vais exposer brièvement les résultats.

Je ne m'arrêterai pas à discuter sur la nature et les causes de cette terrible maladie, que l'expérience du siècle n'a encore pu éclairer. Je m'attacherai uniquement à reproduire la composition d'un médicament qui dans ces derniers temps m'a singulièrement favorisé pour combattre les accidents prodromiques du moment, comme en 1849 il m'avait réussi à guérir du choléra bien confirmé. Je n'insisterai que sur sa préparation, son mode d'administration et les effets les plus constants qu'il fournit.

Voici la formule de cette préparation, à laquelle j'ai donné le nom de vin de colombo composé :

Vin de quinquina.	1,000 grammes
Teinture d'écorce d'oranges. . . .	30 —
Id. de genièvre.	30 —
Id. de colombo.	30 —
Esprit de sel fumant.	11 —

M. F. S.

Dans ces conditions, ce médicament, tonique, antispasmodique et légèrement excitant, constitue une potion très supportable, qui s'administre, suivant la nature des cas, l'intensité des accidents et l'idiosyncrasie des sujets, à la dose d'une cuillerée à bouche chaque quart d'heure, chaque demi-heure ou chaque heure, en raison de la décroissance des symptômes ; je dois ajouter que dans certains cas, afin de favoriser la tolérance du médicament, il m'est arrivé de l'édulcorer avec soit le sirop de tolu, soit le sirop diacode, dans la proportion de 30 à 45 grammes pour 100 grammes du mélange.

Dans les cas graves de 1849, dont j'ai parlé plus haut, il a toujours été donné pur et sans aucun inconvénient.

Le premier effet qu'il produit est un sentiment de chaleur locale sur l'estomac, qui se répand promptement par toute l'économie, surtout quand il est administré avec persévérance et avec rapidité. Il s'est rencontré peu de cas dans lesquels le médicament a été vraiment désagréable, circonstance qui néanmoins nous a conduit au système d'édulcoration indiqué plus haut. Dès les premières cuillerées, les vomissements se ralentissent et cessent même complétement ; la langue s'humecte ; une chaleur générale se manifeste, et bientôt survient une abondante transpiration, et cela souvent à la quatrième ou cinquième cuillerée ; les garde-robes se modifient, diminuent de quantité et de fréquence pour cesser complétement ; les urines reparaissent plus tardivement. Au milieu des modifications symptomatiques générales que nous énumérons, il est un phénomène qui se produit avec une certaine intensité, c'est l'altération ; la soif est tellement prononcée que les malades sont tourmentés par le désir de boire froid, ce dont il faut se défendre avec la plus scrupuleuse attention, car j'ai vu des malades chez lesquels la réaction la plus évidente et considérée comme la plus favorable à l'issue de la maladie a été promptement interrompue par des boissons fraîches, qui ont immédiatement entraîné la mort. Dans ces cas, le produit de la perspiration cutanée devient poisseux, visqueux, exactement comme de la mélasse.

Pour satisfaire au besoin incessant qui tourmente les malades, je suis dans l'habitude de leur donner pour tisane une infusion légère de camomille bien chaude et sucrée. Par cette méthode, je suis arrivé au résultat si satisfaisant de 16 décès sur 86 cas de choléra que j'ai eu à soigner en 1849. Et dans ce nombre des morts, il convient de signaler les imprudences commises par les malades relativement à la soif. Je me hâte d'ajouter que ce mode de traitement n'exclut en aucune façon les topiques chauds extérieurs, les applications rubéfiantes locales et générales, cataplasmes, sinapismes, frictions. Dans l'immense majorité des cas, ces moyens ont toujours suffi à triompher des accidents, voire même des crampes.

Si, dans certains cas aussi, la réaction a paru se manifester avec une certaine énergie sur les organes importants à la vie, le cerveau ou la poitrine, soit même sur les viscères abdominaux, les dérivatifs, soit locaux, soit généraux (sangsues ou saignées), sont devenus les parties adjuvantes du traitement. Ce sont d'ailleurs des indications pratiques que saisira tout médecin observateur. Sous l'influence de cette médication, comme sous tant d'autres d'ailleurs, la maladie est promptement jugée, et il m'a paru que la convalescence était moins longue que par toute autre méthode. Pour justifier la valeur de cette médication, je rapporterai deux observations récentes de symptômes cholériformes que j'ai rencontrés dans ma pratique.

Obs. I. — M. D..., agent comptable d'une forte maison de graineterie du quai de la Mégisserie, âgé de cinquante-cinq ans, est pris tout à coup, dans la nuit du 26 avril, de violentes coliques d'estomac et de ventre, de nausées, et va douze à quinze fois à la garde-robe en huit heures de temps. Il accuse des crampes et une dysurie considérable, avec agitation générale. Pouls élevé (à 120), quoique mou, dépressible ; chaleur générale, soif ardente.

Appelé à sept heures du matin, je lui fis immédiatement prendre toutes les heures une cuillerée de la potion indiquée, édulcorée avec 30 grammes de sirop diacode ; infusion de camomille, cataplasmes, lavement d'eau de son avec addition de diascordium, 4 grammes.

Je revis le malade le soir. Il avait passé une assez bonne journée, quoique bien fatigué ; une seule garde-robe, quelques crampes légères. — Continuation de la potion ; cataplasmes, diète.

Le 27, amélioration très sensible. Pas d'évacuations alvines ; sentiment vague de fatigue, mais pas de crampes. — Le régime est continué, la potion prise toutes les deux ou trois heures, et le 28 il pouvait aller à ses affaires ; l'appétit était revenu.

Obs. II. — Mme P..., loueuse de chaises de Saint-Séverin, est également prise, le 28 avril, d'une abondante diarrhée blanche, avec tranchées abdominales, crampes, léger refroidissement, excavation des yeux, langue grisâtre, nausées sans vomissements, diurèse considérable et très fréquente. Immédiatement elle est mise à l'usage de la mixture édulcorée avec sirop diacode ; lavement d'eau de son avec diascordium, 4 grammes ; camomille pour tisane. La potion est prise toutes les heures.

Le 29, amélioration. Deux garde-robes seulement, plus de frissons, chaleur générale de bonne nature ; cependant de temps à autre elle éprouve des mouvements convulsifs des membres qui la forcent à garder le lit. — Cataplasmes, potion toutes les heures, diète.

Le 30, le mieux se confirme ; les crampes ont disparu, les urines se sont régularisées, la soif est moindre, mais la langue devient saburrale. — Continuation de la potion.

Le 1er mai, disparition de tous les accidents cholériques, accablement profond, langue sale, épaisse. — Je lui conseille pour le lendemain 4 prises purgatives :

Calomel.	50 centigrammes
Scammonée.	1 gramme
Jalap.	15 centigrammes

Mêlez ; divisez en 4 paquets. Un d'heure en heure ; bouillon de veau léger, cataplasmes abdominaux, diète.

Le 2, amélioration confirmée ; appétit. — Bouillon, potages. La potion est encore continuée après chaque repas.

Le 3, la malade a pu retourner à ses occupations.

Ces observations, et beaucoup d'autres que je pourrais rapporter, paraissent justifier l'utilité de cette préparation, qui, sans être unique dans l'histoire de la thérapeutique, a bien quelque analogie avec la formule de Reich, qui, lui aussi, a conseillé l'emploi de l'acide hydrochlorique dans le choléra. Ce praticien commençait par administrer les vomitifs, faisait exposer les malades à l'air frais et leur donnait la potion suivante :

Mucilage d'althéa.	5 onces
Acide muriatique.	1 gros

> Esprit de sel dulcifié. . . . .   1 gros
> Eau distillée. . . . .   8 onces

M. F. S. A. une potion. Une cuillerée à bouche toutes les heures.

Malin, de son côté, a hautement préconisé les avantages de l'acide hydrochlorique associé à l'opium dans le traitement de la dyssenterie. Je n'en finirais pas si je voulais retracer ici les propriétés de l'acide muriatique employé à l'intérieur. Un jour viendra où je pourrai faire plus complétement l'histoire détaillée de cette préparation considérée comme agent thérapeutique.

M. Caron. Pour compléter la note que j'ai eu l'honneur de communiquer à la Société dans la dernière séance relativement à l'emploi du vin de colombo composé dans le traitement du choléra, je dois vous présenter la relation d'un nouveau cas qui a bien son importance au point de vue de la théorie que j'ai exposée à ce sujet.

Le 9 mai dernier, à trois heures de l'après-midi, je fus mandé en toute hâte rue et hôtel Saint-Roch pour donner des soins à M. Br..., membre du corps législatif, qui venait d'être subitement pris de vomissements, de diarrhée, au moment où il se rendait à la Chambre. Force lui fut de rentrer chez lui; les vomissements se reproduisirent avec opiniâtreté, et, pendant que l'on cherchait à le secourir, il fut instantanément obligé de satisfaire aux évacuations alvines, qui présentèrent immédiatement les caractères spécifiques de la maladie : absence complète de la sécrétion urinaire, soif modérée, pouls à peine perceptible; langue sèche, d'un blanc grisâtre légèrement ardoisé; les yeux caves, cernés; pupille dilatée, vue affaiblie; peau couverte d'une sueur froide, poisseuse.

J'arrive près du malade à trois heures; à ce moment un vomissement nouveau, une selle abondante; des crampes se font sentir dans les mollets, et le malade commence à accuser une faiblesse extrême. Je prescris une infusion de camomille chaude, des cataplasmes sur le ventre et des sinapismes aux cuisses, et j'envoie chercher chez le pharmacien du vin de colombo composé suivant ma formule.

A la première cuillerée du médicament le malade accuse un sentiment particulier de chaleur bienfaisante, ce qui ne l'empêche pas d'éprouver une nouvelle déjection; immédiatement après ce vomissement, je lui administrai une nouvelle cuillerée, qui fut conservée, et le patient put nous dire à voix très basse, presque inintelligible, qu'il se sentait mieux. Dix minutes après, une troisième cuillerée est ingérée ; même tolérance, amélioration progressive bien sensible ; le pouls commence à se relever, la peau est moins froide, la transpiration moins visqueuse.

Cependant il se fait une nouvelle évacuation alvine moins abondante, d'une teinte plus brune et d'une odeur toute différente des précédentes ; le malade continue la potion de quart d'heure en quart d'heure jusqu'à six heures du soir.

A cette époque, comme le sens du goût s'était réveillé, il se plaignit que la boisson qu'on lui donnait était peu agréable ; en effet, je constatai qu'au lieu de camomille mon malade buvait uniquement de l'eau tiède sucrée. Il en avait été de la tisane comme des cataplasmes et des sinapismes : on n'avait exécuté aucune de mes prescriptions, sauf le vin de colombo.

Et cependant à cette heure les crampes avaient disparu, les vomissements et la diarrhée ne se reproduisaient plus ; le pouls et la voix étaient complétement relevés ; la peau était chaude, sudorale, l'amélioration bien sensible.

Le malade me fit alors une remarque qui me frappa, c'est que pendant la période algide il n'avait pas éprouvé ce symptôme constant d'une toux gastrique fatigante à laquelle il est sujet depuis longtemps, et que depuis qu'il était en meilleur état la toux commençait à se reproduire avec la même fréquence et les mêmes caractères.

Le médicament fut administré toute la nuit, mais seulement d'heure en heure et même quelquefois de deux en deux heures, le malade ayant un peu reposé.

Le 10 au matin, le malade était en voie de guérison bien manifeste. Il avait dormi d'un sommeil bienfaisant ; il était dans un état de moiteur satisfaisant ; il avait uriné facilement et avec abondance ; le pouls était fort et régulier, sans fièvre ; la voix était franche, la langue humide et d'un aspect naturel, sans saburres. La soif était modérée, l'appétit nul.

Je prescrivis la potion à la dose d'une cuillerée toutes les trois ou quatre heures, l'usage de bouillons et le repos.

Le 11, le malade était complétement rétabli, ne ressentant qu'un peu de faiblesse ; mais alors le besoin de nourriture commençait à se faire éprouver.

Bouillons, potages ; la potion est continuée, mais seulement à titre d'apéritif, une cuillerée matin et soir après les repas.

Le 12, le malade a pu se lever et reprendre doucement ses occupations.

Depuis la convalescence s'est confirmée sans aucune difficulté.

Une chose bien remarquable, c'est que, depuis que M. Br... fait usage de cette préparation journellement après ses repas, il éprouve une diminution très évidente de cette toux convulsive qui souvent lui faisait vomir ses aliments et très souvent nuisait à son repos; maintenant, au contraire, il tousse plus facilement, moins souvent, et son sommeil est plus tranquille.

La raison de toutes ces modifications organopathiques est bien en harmonie parfaite avec ce que l'expérience de chaque jour me permet d'observer chez les malades auxquels je fais l'application de cette médication, et peut démontrer jusqu'à un certain point que, s'il est des cas où les fonctions gastro-intestinales peuvent être contrariées par l'excès d'un principe acide, lequel réclame l'intervention d'une médication alcaline, il en est beaucoup d'autres, et à mon avis les plus nombreux, dans lesquels l'absence d'un acide peut bien produire les mêmes désordres et conduire aux mêmes conséquences pratiques. C'est ce que l'observation et le temps seuls pourront péremptoirement démontrer.

M. Pertus. La communication de notre collègue donne lieu à plusieurs remarques qui ont été faites déjà dans la précédente séance, à propos du même moyen thérapeutique. Je demanderai seulement à M. Caron quel degré d'importance il attache à sa potion ; s'il lui attribue une vertu supérieure et en quelque sorte spécifique, et si elle peut être administrée impunément, avec les mêmes avantages, dans tous les cas de choléra indistinctement. Pour ma part, je ne crois pas qu'un seul et même remède, je dirai plus, qu'une même médication puisse être adoptée comme satisfaisant à toutes les indications qui se présentent dans cette terrible maladie, où les méthodes les plus opposées comptent également des succès et des revers.

M. Caron. Le choléra, malgré la diversité de ses effets, a quelque chose de plus uniforme que les autres maladies dans ses symptômes propres. Ceux-ci, en effet, consistent presque toujours dans des évacuations plus ou moins fréquentes et d'un caractère presque spécifique ; ils se ressemblent toujours, ne différant dans les divers cas que sous le rapport de leur intensité. En présence d'une affection aussi grave, sur la nature de laquelle personne n'est d'accord, tout le monde s'est cru autorisé à se lancer dans la voie de l'expérimentation, soit théorique, soit empirique. J'arrive donc, comme beaucoup d'autres, avec un moyen nouveau que j'ai essayé plusieurs fois et qui me paraît très avantageux. Le vin de colombo m'a paru toujours calmer les vomissements, produire une salutaire réaction, de la diaphorèse, en un mot, dissiper les symptômes graves ; par conséquent j'avoue que, tout en ayant peur de m'en laisser imposer ou de me faire illusion, je ne puis nier les résultats obtenus. Je ne veux rien ajouter de plus, parce qu'en effet je n'en sais pas davantage.

M. Pentus fait remarquer qu'il n'a point l'intention de faire la critique du colombo, ni de condamner un moyen qu'il ne connaît pas. Son observation lui est suggérée par ce fait que beaucoup de remèdes ont été préconisés tour à tour, et qu'aucun n'a justifié l'espoir qu'on avait voulu fonder sur lui. Il craint qu'il n'en soit de même de celui que propose M. Caron. Il ne s'oppose pas à ce que les praticiens l'expérimentent ; mais il craint les conséquences d'une trop grande préoccupation à l'endroit d'un moyen unique qui, en règle générale, doit toujours être insuffisant.

M. Bossu. En lisant l'observation de notre confrère, bien que les symptômes du *choléra confirmé* y soient relatés, je ne sais pourquoi, du moins c'est mon opinion, on ne se sent point dominé par la conviction intime qu'il s'agissait de cette maladie. L'idée d'une attaque de choléra sporadique ou d'une cholérine à forme grave se présente plutôt à l'esprit. Or cette circonstance ôterait au fait de M. Caron presque toute sa valeur, car, sans nier la gravité du choléra non épidémique, je crois qu'il est une de ces affections qui peuvent guérir sous l'influence de moyens très simples, tels que des infusions aromatiques chaudes, additionnées ou non d'un peu d'opium. Médecin du bureau de bienfaisance, j'ai rencontré dans la classe ouvrière plusieurs de ces cas de cholérine qui simulaient tout à fait la maladie indienne, et sur l'issue desquels je pouvais formuler en quelque sorte *à priori* un pronostic favorable. La question se réduit donc à ces termes : Le vin de colombo, selon la formule qui nous a été présentée, produit-il dans le choléra vrai, intense, les heureux résultats qu'annonce M. Caron ? Pour mon compte, j'en doute très fort. Mais plus la chose me paraît difficile, plus j'engage mes confrères à essayer ce moyen, qui doit avoir une certaine efficacité, puisqu'il nous est vanté par un praticien non moins instruit qu'honorable.

M. Duhamel croit que M. Bossu fait trop bon marché du choléra sporadique ; cette maladie se termine aussi par la mort très souvent.

En 1822, dix ans avant la grande épidémie, j'ai vu mourir, dit-il, deux sujets en vingt-quatre heures. L'un d'eux, demeurant rue des Carmes, fut pris dans la nuit ; je le vis à huit heures du matin et le fis entrer à l'Hôtel-Dieu. Récamier ne soupçonna pas le danger ; il recommanda à son interne de lui donner des boissons froides, annonçant une grande amélioration pour le lendemain ; mais le lendemain le malade expirait.

M. GUERSANT. M. Pertus a fait une remarque fort juste en disant que tout moyen unique est insuffisant. Il en est du choléra comme de toutes les maladies. On guérit la pneumonie tantôt par les saignées, tantôt par le tartre stibié, selon les cas, et ceux-ci se distinguent par tant de nuances, sont modifiés par tant de conditions étiologiques ! De même pour les cholériques : il en est qu'il vaudrait mieux purger, ou exciter ou même saigner, plutôt que les soumettre à tel ou tel autre traitement, si nous pouvions saisir, apprécier toutes les indications. Broussais lui-même, bien qu'il ne vît presque partout qu'irritation, n'était pas aussi *antiphlogistique* dans sa pratique que dans ses livres. Le moyen que propose M. Caron est donc bon, mais comme tonique stimulant devant fournir son contingent d'action dans une maladie qui doit être attaquée en outre par les révulsifs, les narcotiques, etc.

M. COURSSERANT regrette de voir que généralement on est porté à blâmer un médicament nouveau. Avant qu'on eût découvert les propriétés fébrifuges du quinquina, la fièvre intermittente régnait en souveraine dans certaines contrées. Depuis même, le sulfate de quinine, ce roi des spécifiques, devenant impuissant dans certains cas très rebelles, si on vous eût conseillé d'employer l'arsenic, à coup sûr vous eussiez élevé mille objections en apparence très fondées, et cependant ce poison réussit là où le premier des fébrifuges échoue. Qui sait, par conséquent, si le médicament de notre confrère ne sera pas l'*anticholérique* que nous cherchons ?

J'ignore si la mixture que M. Caron emploie dans les scrofules avec les succès qu'il a annoncés l'année dernière est la même préparation que celle qu'il propose dans le choléra. Elles se ressemblent toujours en ce qu'elles contiennent l'une et l'autre de l'acide hydrochlorique et du quinquina. Or, ce qui vient d'être dit m'engage à vous citer un fait relatif à cette mixture antiscrofuleuse, qui se compose ainsi : vin de quinquina, 200 grammes ; acide hydrochlorique, 2 grammes. J'ai prescrit l'usage de ce vin à une dame chlorotique, sujette à des flatuosités, des défaillances, des accidents dyspepsiques ; et cette dame, que je ne comptais plus revoir, est revenue quelque temps après pour

m'annoncer qu'elle allait beaucoup mieux, que ses digestions se fai-
saient bien et que ses forces s'étaient rétablies.

M. Coursserant revient sur ce qu'a dit M. Guersant au sujet de la
pneumonie, qui guérit par divers moyens, et il demande si son honorable confrère croit que cette maladie puisse être efficacement traitée
par l'homœopathie.

M. GUERSANT répond que certaines fluxions de poitrine peuvent cé-
der à la médecine expectante, par conséquent à l'homœopathie, qui
n'est autre chose que cela, plus, le moyen d'agir plus ou moins favora-
blement sur l'esprit des malades.

www.ingramcontent.com/pod-product-compliance
Ingram Content Group UK Ltd.
Pitfield, Milton Keynes, MK11 3LW, UK
UKHW021049120726
13693UKWH00006B/2511